DES
PROPRIÉTÉS MÉDICALES
DES
SOURCES MINÉRALES
DE LA
Saline de Salins,
ET DE LEURS EAUX-MÈRES SODO-BROMURÉES,

Précédées d'un aperçu hydro-géologique sur ces Sources salées,
l'historique de leurs premiers établissements d'exploitation
et la topographie de la ville de Salins (Jura).

PAR C.-M. GERMAIN,
DOCTEUR EN MÉDECINE DE LA FACULTÉ DE PARIS,
Membre de plusieurs sociétés savantes.

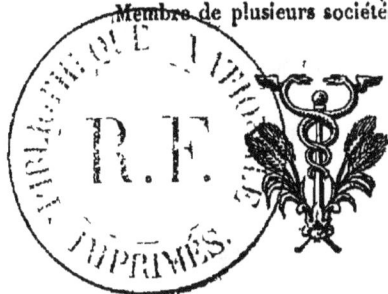

EN VENTE :
à Besançon, chez veuve Ch. DEIS , imprimeur-libraire ;
à Salins, chez CORNU, libraire.

—

IMPRIMERIE DE VEUVE CH. DEIS.

—

1850.

AVANT-PROPOS.

—

J'ai envoyé à l'Académie nationale de médecine de Paris, un Mémoire très-développé sur les Propriétés médicales des Sources minérales de la Saline de Salins et de leurs eaux-mères sodo-bromurées: une commission a été chargée de l'examiner ; mais comme j'ignore à quelle époque mon travail sera livré à la discussion de cette Société savante, j'ai cru devoir publier cet opuscule, qui en offre le résumé substantiel. Il renferme tous les documents propres à éclairer les médecins sur le mode d'activité curative de ces eaux minérales ; en même temps, sa lecture ne peut manquer d'être très-profitable à toutes les personnes qui se proposent de suivre ce traitement pendant le cours de cette année.

GERMAIN,
D. M. P.

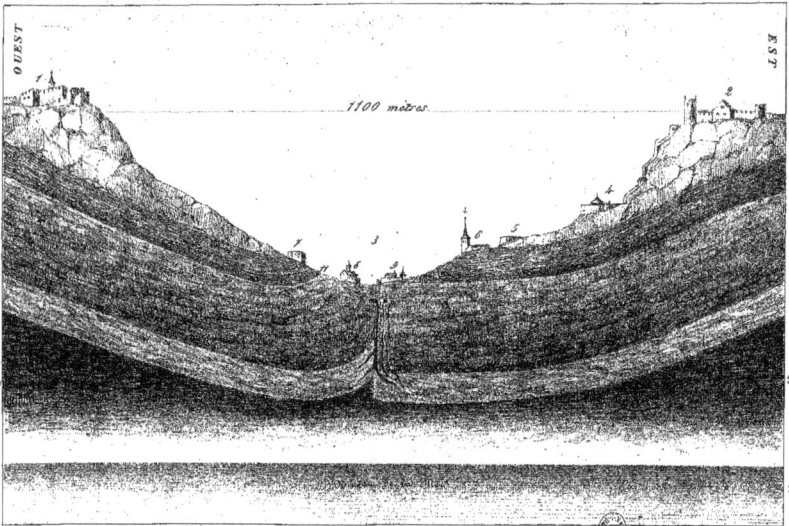

Coupe de l'ouest à l'est du ruz de soulèvement ou se trouve placée la Ville de Salins (Jura).

Échelle de 1000 mètres.

PROPRIÉTÉS MÉDICALES

DES SOURCES MINÉRALES

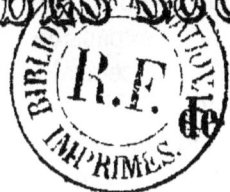

de la Saline de Salins,

ET DE LEURS EAUX-MÈRES SODO-BROMURÉES,

Précédées d'un aperçu hydro-géologique sur les terrains qui environnent ces Sources salées, l'historique de leurs premiers établissements d'exploitation, et la topographie de la ville de Salins (Jura).

APERÇU HYDRO-GÉOLOGIQUE.

La gorge de Salins, située à l'extrémité orientale du département du Jura, est creusée dans une anfractuosité transversale de la première chaîne de nos montagnes : l'oolithe inférieure en couronne les sommets abruptes ; le lias occupe les parties moyennes ; un vaste dépôt de marnes irisées et de gypse keupérien, avec interposition de calcaire dolomitique, sert de base aux formations précédentes et se termine au terrain salifère, caché dans les profondeurs du sol : puissance totale, 281 mètres. Ces couches, déposées par voie de sédiment, appartiennent au terrain secondaire ; elles offrent une stratification concordante, et portent l'empreinte synchronique de la même époque des soulèvements qui imprimèrent successivement au Jura le relief orographique qu'on observe à peu près maintenant ; un ruz de soulèvement traverse toute la série des terrains que je viens de signaler ; il est surmonté par

1850

deux crêts de l'oolithe inférieure, dont les couches, redressées du nord au sud, sont dirigées dans le sens de l'ouverture de ce défilé. A ce puissant agent de soulèvement, se combinèrent des poussées de bas en haut produites par l'expansion des gaz souterrains. Ces petits cratères d'explosion centrale ont l'aspect d'un cône; ils sont dus à l'exaltation de la formation gypseuse que le lias recouvre sur les côtés en forme de toit rompu vers le sommet. C'est encore à ces explosions souterraines qu'il faut attribuer le rapprochement des sources salées, près du niveau du sol, dans cette localité. L'eau pluviale, en s'infiltrant dans les fissures des roches, s'épanche sur le banc de sel gemme qui la minéralise, et par les lois de l'hydrostatique, elle remonte pour se produire au dehors. Ce mouvement ascensionnel s'opère entre les couches redressées de la dolomie, comme à travers un puits artésien naturel formé par un canal solide dans toute sa continuité. Il est certain que ces sources, quoique distribuées en groupes isolés, proviennent des eaux pluviales et d'un même courant souterrain, puisqu'elles augmentent de volume et de degrés de salure après les pluies, et qu'elles ont diminué en sens inverse depuis que des trous de sonde pratiqués dans leur voisinage ont permis d'inonder le banc de sel. En ce même endroit existe une faille très-remarquable, causée par l'exhaussement de la dolomie inférieure, qui se trouve en contact avec le lias. Cette rupture de la croûte terrestre est couverte, ainsi que le fond de la gorge, par une couche épaisse d'alluvion et d'attérissements de la Furieuse, rivière torrentielle qui coule au voisinage des sources minérales. Ces données étant acquises, elles nous servent de transition pour chercher l'origine des premiers établissements d'exploitation de ces sources salées.

APERÇU HISTORIQUE.

Dans les temps les plus reculés, cette gorge de nos montagnes était moins profonde, à en juger par l'exhaussement du lit de la rivière, qui fait chaque jour de très-grands progrès. Ces eaux minérales sourdaient alors à travers une couche beaucoup moins épaisse d'alluvion et d'éboulis détachés du flanc rapide des monts. Si leur découverte avait échappé aux premiers habitants, l'empressement des animaux à s'abreuver à ces eaux salées, n'aurait pas manqué de les faire connaître. Bientôt la nécessité, mère de l'industrie, vint inspirer les moyens de mettre à profit un trésor d'autant plus précieux qu'il est indispensable aux premiers besoins de la vie ; on a dû chercher à le garantir contre les débordements de la Furieuse et les dépédations : telle fut l'origine très-probable de cette propriété. Il est hors de doute que ces sources furent connues et exploitées par les Romains, et avant leur conquête du pays, les différentes dénominations des lieux, tirées des racines celtiques, celle même de notre vallée, appelée pays des Hériens ; sa partie méridionale conserve encore le nom de Val-d'Héry, de *her*, dont les latins ont fait *hérus*, les Allemands *herr*, *maître*, *homme puissant*. A l'orient de ces sources s'élève le mont Belin, *Belus*, *Belenus*, nom donné au soleil, que les Gaulois adoraient comme l'emblème de la création de toutes choses, etc. Les haches druidiques en pierre de serpentine, des instruments en bronze, des haches et des couteaux de sacrificateur romain, de même métal, des inscriptions et des médailles du haut empire, etc., tous ces restes, d'une très-grande antiquité, trouvés sur le territoire de Salins, suffisent pour justifier cette assertion ; car il répugne à croire qu'un peuple qui a laissé des monuments d'une civilisation déjà avancée, puisse être comparé à ces barbares dont Homère caractérise la grossièreté et l'ignorance en disant : « Ils ont du sel et » ne savent pas même en user pour assaisonner et préparer » leurs viandes. » Ces sources, les plus riches et les plus abondantes de la province, étaient employées à la formation du sel, du temps de Strabon. Cet auteur assure qu'on faisait un grand cas, à Rome, des salaisons de porc venues de notre contrée ; cette préférence dépendait de ce que le sel provenant de nos sources, donnait aux viandes un goût plus fin et plus délicat. Il est donc certain, dit Bullet (Dictionn. étymologique), que les Séquanais avaient à cette époque des bâtiments propres à évaporer par le feu l'eau qui tient le sel en dissolution, et des magasins pour le conserver, toutes choses qui emportent nécessairement avec elles l'idée d'un établissement minéralogique. Il faut remonter jusqu'à la fin du ve siècle pour trouver un témoignage authentique de la fabrication du sel dans notre ville. On lit dans la vie de St.-Oyan, abbé de St.-Claude, écrite par un contemporain, que cet abbé était dans l'usage d'envoyer ses religieux chercher du sel confectionné par le feu, *sal coctile*, dans le pays des Hériens, voisin de leur monastère; mais dans la crainte d'être massacrés par les Allemands, qui se livraient à de fréquentes excursions dans notre contrée, cet abbé aima mieux les envoyer en Toscane pour faire cette provision.

En 421, Sigismond, roi de Bourgogne, dota de ce riche domaine le monastère d'Agaune en Valais; l'acte de donation porte Salins avec le fort de Bracon, construit dans le voisinage de ces sources pour en protéger l'exploitation contre toute entreprise ennemie. Mais ces Salines étaient destinées à subir tous les malheurs de ces temps de barbarie; leurs moyens de défense étaient trop faibles pour résister à l'affreuse irruption des Sarrasins, en 731, et deux cents ans plus tard, à celle des Hongrois, qui ravagèrent le pays. Après ces ruines et ces dévastations auxquelles le couvent d'Agaune ne put lui-même échapper, les religieux de cet établissement inféodèrent leur saline à Albéric, comte de Màcon, tige des comtes de Bourgogne et des sires de Salins, propriétaires des sources minérales de cette localité. Sous leur administration, cette usine sortit de ses ruines; des voûtes vastes, soutenues par d'énormes piliers et de grosses colonnes d'ordre toscan, s'élevèrent au-dessus des sources. Ces ouvrages souterrains, qu'on admire encore maintenant, joignent la hardiesse de la structure à la solidité. Je ne continuerai pas plus loin l'historique de ces Salines, parce qu'étant mêlée à tous les événements passés dans la province, il n'est pas possible de les relater dans un travail de ce genre. Cette usine appartint successivement à la France, aux ducs et comtes de Bourgogne, à l'Espagne, et définitivement au gouvernement français. M. de Grimaldi en a fait l'acquisition en 1844; maintenant elle est exploitée par ce savant et habile administrateur, qui se propose, durant le cours de cet été, d'utiliser l'eau des sources minérales en la faisant servir à un établissement de bains. Sous ce point de vue, il importe d'avoir une notion sur la topographie, le climat et les produits de notre cité.

COUP-D'ŒIL TOPOGRAPHIQUE

SUR LA GORGE ET LA VILLE DE SALINS.

Salins doit son nom, sa fondation et son importance à ses sources salées. En arrivant dans cette ville, on croirait être transporté au milieu d'un site alpestre ; au nord, la montagne de Poupet, élève à 853 mètres au-dessus de la Méditerranée les arceaux brisés et redressés de son dôme oolithique ; la gorge salinoise est encadrée dans les vignes qui suspendent inégalement leurs guirlandes de pampres jusqu'aux deux tiers du versant des monts ; des deux côtés les roches grisâtres et dentelées des sommets découpent l'horizon et se confondent avec les créneaux des forts Belin et Saint-André : placés au bord de cette profonde déhiscence, ils défendent l'entrée de ce défilé, appelé autrefois les portes de Bourgogne, et qui sert de passage pour se rendre en Suisse et en Italie. La commune rurale de Bracon, placée au-dessous de l'ancien fort de ce nom, est séparée de Salins par le cours de la rivière. Cette ville, bâtie en amphithéâtre au bas du mont Belin, est environnée d'une ceinture de vieux remparts flanqués de tours ; la partie basse et les deux faubourgs situés aux bords de la Furieuse, ressemblent à une longue rue bordée d'un quai planté d'arbres ; elle est ornée très-régulièrement de beaux bâtiments dont le rez-de-chaussée est occupé par les ateliers industriels et les magasins de commerce décorés avec élégance. Ces constructions remplacent, au centre de la cité, les anciens édifices réduits en cendres par l'incendie de 1825. Des sources abondantes qui jaillissent de l'oolithe inférieure au pied du mont Belin, versent aux fontaines publiques de la ville une eau limpide, fraîche, légère et dissolvante ; les vents dominants sont le sud-ouest et le nord, qui se partagent l'empire de l'air ; puis vient ensuite le sud ; la moyenne thermométrique de l'année est de 9°, R. 20 ; celle de la pression barométrique est de 0,740. Le climat de Salins est tempéré ; sa situation dans le vignoble, entre la plaine et la montagne, fait jouir cette ville des productions de ces deux zônes climatériques. Salins, ville forte de troisième or-

dre, est peuplée de 7,500 habitants ; la vigne, cultivée presque
exclusivement, donne un vin rouge très-délicat et l'un des
plus estimés de la Franche-Comté. Le commerce de notre ville
exploite la plus grande partie des forêts de sapins du Haut-
Jura ; ces bois sont destinés aux constructions et pour la ma-
rine. Nos deux principales industries sont l'extraction à ciel
ouvert d'un très-beau gypse dont le territoire de Salins possède de nombreuses carrières, et la fabrication du sel au sein
d'un établissement de Salines, le plus considérable de notre province.

SALINES. — FABRICATION DU SEL. —
PRODUITS.

Cet établissement, situé au centre de Salins, est divisé en
deux groupes de bâtiments appelés la grande et la petite
Salines. Ils sont séparés par la place d'armes : le premier
ressemble à une forteresse féodale flanquée de grosses tours,
auxquelles le lit de la rivière servait de fossé ; ce sont les
anciens remparts de la ville. Une voie souterraine fait com-
muniquer les deux Salines ; dans leur enceinte on trouve, à
22 mètres de profondeur, trois sources salées principales ;
celle du puits à muire avait près de 20° de saturation ; seule
elle fournissait un volume d'eau nécessaire pour la fabrication du sel à Salins, avant le forage des deux trous de
sonde pratiqués depuis 1845, dans l'intérieur de cet établissement ; ils ont atteint à 250 m. le banc de sel gemme, après
l'avoir immergé. Des machines hydrauliques mues par une
prise d'eau tirée de la Furieuse, ramènent chaque jour dans
les réservoirs 1100 hectolitres d'eau à 24° de saturation saline : une partie alimente à Salins, six poëles à évaporation, et
l'autre est envoyée par une file de conduits en fonte à la
Saline d'Arc, éloignée de 14 kilom. Un 5me sondage ouvert au
même endroit, fonctionnera dans peu de temps et donnera
proportionnellement une quantité d'eau égale à celle des pré-
cédents. Les sources ayant éprouvé une diminution de moitié dans le volume et le degré de minéralisation, sont maintenant abandonnées. L'eau d'immersion des deux trous de son-

de donne par an, dans la fabrique de Salins, 40,000 quintaux
métriques d'un très-beau sel et 5000 hectolitres d'eau—mère.
Elle est retirée des poëles après trois cuites ou tous les six
jours, temps nécessaire pour la formation du sel.

PROPRIÉTÉS PHYSIQUES

DES EAUX MINÉRALES DE SALINS.

Cette eau minérale, froide, minéralisée par l'hydro-chlorate
de soude, est transparente, inodore, d'un goût franchement
salé : température des sources 10°, 56 centigr.; celle retirée
des trous de sonde est de 14° centigr. Elles ne gèlent point,
entrent en ébullition à 105° centigr., n'altèrent point la cou-
leur des papiers réactifs et contiennent du gaz acide carbonique en très-petite proportion. L'eau-mère est onctueuse, grasse
au toucher, légèrement trouble, d'une sapidité salino-alcaline
très-prononcée, qui laisse un arrière-goût piquant d'amer-
tume dans la bouche. Elle verdit le papier de cucurma et
laisse précipiter du sulfate de soude par le refroidisse-
ment. La pesanteur spécifique des différentes sources, leur
degré de minéralisation, les différents sels qui entrent en certaines proportions dans leur composition trouvent leur indi-
cation dans le tableau des analyses chimiques annexé à ce
travail. Outre le sel, dont l'usage est généralement répandu,
puisqu'il est indispensable à la santé de l'homme et très-avantageux aux animaux associés à ses travaux, l'eau salée, après
avoir été soumise à différentes opérations, donne des produits à l'agriculture, aux arts et à la médecine. Parmi ces
derniers, je citerai le bromure de potassium contenu en quantité assez considérable dans les eaux-mères de nos Salines.
On comprend tout l'interêt que nous accordons à ce résidu liquide d'évaporation, ses propriétés médicales étant à peu près
analogues à celles de l'iode, substances des plus précieuses
que possède la médecine, et n'ayant d'autre but dans ces
recherches que de montrer tout le parti avantageux qu'on
peut tirer de ces résidus salins dans le traitement d'un grand
nombre de maladies.

ANALYSE CHIMIQUE

DE M. DESFOSSES, DE BESANÇON.

La découverte du brôme, en 1826, par M. Ballard ; son extraction des eaux-mères des varecs et de celles de la mer, engagèrent, dans le courant de l'année suivante, M. Desfosses, pharmacien-chimiste à Besançon, de tenter des essais, pour obtenir le même corps de l'eau-mère de la Saline de Salins. C'est en soumettant dans une cornue à l'action du feu, un mélange en proportions données d'eau-mère, d'acide hydro-chlorique et de peroxide de manganèse, que le savant chimiste de Besançon a obtenu la quantité d'hydro-bromate de potasse signalée dans son analyse. Ce travail a été repris en 1845 par M. Favre, et l'année après MM. Dumas et Pelouze en confirmèrent l'exactitude. Ils évaluèrent à 2 grammes 70 centig. la quantité de bromure potassique renfermée dans un litre d'eau-mère. C'est à dater de ces dernières analyses que l'attention des médecins de Salins fut éveillée sur l'efficacité médicale de ces résidus des cuites de nos Salines; ils s'empressèrent de faire participer leurs malades aux bienfaits des eaux minérales de notre ville. Les travaux de MM. Coindet et Lugol sur l'emploi médical de l'iode, les analogies chimiques de ce corps avec le brôme, donnèrent à penser qu'elles existaient également sous le rapport des propriétés curatives. De nombreuses guérisons encouragèrent ces premiers essais. Elles sont consignées dans plusieurs mémoires que j'ai présentés successivement à l'académie nationale de médecine de Paris, depuis 1846 jusqu'à cette époque : cet opuscule en offre le résumé.

ANALYSE DES SOURCES SALÉES DE SALINS, 1845, PAR M. DESFOSSES.

	PUITS A MUIRE, source de la grotte A-4°	PUITS A MUIRE, source de la grotte Q-5°	PUITS D'AMONT, source 5°	PUITS A MUIRE, source de la grotte A-6°	PUITS D'AMONT, source 9°	EAU SALÉE EXTRAITE du trou de sonde-9°	PUITS A MUIRE, source de la grotte A-15°	PUITS A MUIRE, source de la grotte B-20°	EAU-MÈRE, 50e.	Eau mère, analyse de Paris par MM. Favre, Dumas et Pelouze — Résultat moyen de 5 opérat.
Densité	1,024	1,037	1,036	1,044	1,060	1,068	1,096	1,164	1,267	
SUBSTANCES contenues dans les eaux	Composition des Eaux sur 1000 grammes.									
Carbonate de chaux. . .	0,095	0,091	0,105	0,106	0,125	0,132	0,001	—	—	—
— de magnésie .	0,004	0,004	0,003	0,005	0,006	0,028	0,028	—	—	—
Chlorure de magnesium	0,222	0,440	0,427	0,554	0,743	0,835	1,080	1,790	37,510	31,750
— de potassium .	0,390	0,687	0,094	0,725	1,304	0,085	0,682	0,293	9,570	31,090
— de sodium . . .	27,416	41,576	40,251	50,233	68,980	80,846	118,775	202,300	180,420	457,980
Sulfate de chaux	0,575	0,700	0,775	0,961	1,300	1,750	1,367	1,486	—	—
— de magnésie. . .	0,875	0,052	0,928	1,087	1,265	2,616	2,455	5,120	26,764	19,890
— de potasse. . . .	0,056	0,171	—	0,001	0,171	0,225	0,480	—	3,977	10,140
— de soude.	0,507	0,418	1,652	2,119	2,287	2,434	2,907	5,018	59,578	64,170
Bromure de potassium .	0,067	0,085	0,071	0,076	0,126	0,140	0,178	0,980	0,600	2,700
Total	29,090	45,225	44,268	55,848	76,324	89,091	127,905	215,990	318,150	317,720

ÉTAT [DE SANTÉ. — EFFET DES BAINS COMPOSÉS AVEC L'EAU DES SOURCES FAIBLES EN DEGRÉS ET UN MÉLANGE DE 15 A 20 LITRES D'EAU-MÈRE. — ACTION TOPIQUE. — USAGE INTERNE DU BROMURE.

Après ces bains, l'urine limpide et inodore est rendue avec plus d'abondance; elle devient alcaline de neutre ou acide qu'elle était auparavant ; les personnes plongées dans cette eau à une température de 26°, éprouvent parfois des picotements à la peau, la face se colore, le pouls ralenti, acquiert de la force et de la plénitude ; à la sortie du bain les téguments ont de la souplesse et un peu de moiteur ; l'appétit est plus vif, les digestions sont plus promptes : à un sentiment de bien-être se joint celui d'une certaine corroboration qui dispose à se livrer à tous les genres d'exercices sans qu'ils occasionnent la fatigue habituelle. L'eau pure de ces sources, prise en boisson, cause une soif momentanée, rend le ventre libre et provoque dans les premiers jours une ou deux selles liquides, sans coliques ni flatuosités; elle détermine du côté des voies digestives les mêmes phénomènes d'activité que nous venons d'oberver après l'emploi des bains. Les topiques et les bains partiels d'eau-mère produisent un sentiment d'astriction, des picotements, de la rougeur et une chaleur passagères sur les téguments soumis à cette action. Cet ensemble phénoménal augmente d'intensité par la douche extérieure en raison de sa durée et de la force de percussion. Tant que le bromure de potassium, pris à l'intérieur, ne dépasse pas la dose d'un à deux grammes donnés en plusieurs fois dans la journée, son action se traduit pas la soif, une sensation de chaleur à l'estomac, suivie d'un accroissement d'appétit et des facultés digestives; mais si l'on porte tout à coup cette quantité à 5 grammes et au-delà, il survient des étourdissements, de la somnolence, la figure prend une expression d'hébétude, les personnes qui sont sous cette influence éprouvent un besoin invincible de repos, leur démarche est chancelante, il y a affaiblissement notable de tous les organes de la vie de relation; c'est l'ivresse bromurique telle qu'elle a été observée par M. Puche (Revue med. chirurg. de Paris, février 1850). Dès le début, les bains sont-ils bromurés avec des doses éxagérées d'eau-mère ? un fourmillement général du prurit, des picotements se font sentir à la surface extérieure, ainsi que de la céphalalgie, des douleurs à la nuque, aux lombes et dans les articulations : les membres éprouvent des secousses nerveuses. Ces accidents cérébro-rachidiens s'observent en partie et à un dégré plus ou moins fort chez les femmes et les personnes névropathiques ; ils cessent à la sortie du bain , mais laissent pendant un certain temps, de la faiblesse et de la courbature. Si l'emploi de bains aussi fortement bromurés était continué, il surviendrait des congestions sanguines du côté du cerveau et des principaux viscères, ainsi que des accidents nerveux graves.

MODE D'ACTIVITÉ MÉDICALE.

Cette influence que l'eau de nos Salines exerce sur les fonctions dans l'état de santé, se change en puissant modificateur de l'organisme lorsqu'il est atteint de diathèse et de diverses maladies ; on aura la mesure de son action vitale, altérante et chimique en la mettant en contact avec le vice lymphatique, principe générateur de la plupart des maladies que nous allons énumérer. Une exubérence de sucs séro-albumineux, doués de propriétés acides, jointe à la prédominance veineuse, caractérise le lymphatisme qui se montre sous différentes formes morbides. Considérées comme agent de guérison, les eaux sodo-bromurées de Salins restituent au sang les éléments alcalins qu'il a en moins et neutralisent les acides qui sont en plus. En raison de cette même alcalinisation, les liquides deviennent plus fluides et par conséquent moins sujets à produire des stases et des engorgements ; un certain degré de tonicité communiqué aux capillaires sanguins et à la trame nerveuse des plexus de l'estomac et du foie, active l'exercice des fonctions nutritives, facilite la résolution des engorgements viscéraux et les épurations des humeurs. Une hématose complète s'enrichit de sucs parfaitement élaborés ; le système veineux cède sa prédominance à celui des artères en se dépouillant d'un excès de carbone ; nous saisissons la connexion des propriétés actives de nos sources avec l'essence de la maladie.

Appliquée au moyen d'étoffe de laine spongieuse sur les tumeurs glanduleuses et les tuméfactions sans réaction sanguine, l'eau–mère en facilite la résolution, d'après l'expérience pratique et la théorie que nous venons d'exposer. La peau est-elle sèche, prurigineuse, elle lui rend de la souplesse et ses fonctions se rétablissent comme dans l'état normal ; les ulcères atoniques se raviven, une suppuration de bonne nature s'exhale des bourgeons charnus, premiers éléments de la cicatrisation. L'eau salée, en boisson, neutralise les sécrétions acides versées dans l'estomac. Dans les névroses asthéniques, l'innervation puise au milieu de nos piscines une force coordinatrice partagée par tous les organes placés sous son empire. Le même effet s'étend au système nerveux du cerveau et de la moëlle épinière.

PROPRIÉTÉS MÉDICALES. — INDICATIONS.

Des eaux minérales qui agissent en modifiant la crâse de nos humeurs et l'état maladif des tissus, doivent nécessairement être un agent spécial de guérison dans les affections variées du système lymphatique, selon les explications théoriques que nous avons émises en parlant du mode d'activité de ces eaux : cette efficacité se fait remarquer dans les goîtres qui accompagnent si souvent la constitution écrouelleuse, au bas du revermont de la première chaîne du Jura, les engorgements glandulaires, ceux du mésentère, comme on le remarque chez les enfants atteints de carreau ; dans les tumeurs blanches des articulations, le gonflement de l'extrémité des os avec fistules, carie, ainsi que dans le rachitisme caractérisé par un commencement de ramollissement, de tuméfaction et de courbure du système osseux. Au moyen de cette médication, on s'oppose au progrès des déviations de la colonne épinière ; la constitution fortifiée permet de recourir par la suite, pour le redressement des difformités, aux agents mécaniques et gymnastiques, qui deviennent au moins inutiles lorsqu'on a négligé auparavant d'invoquer un traitement de nature à modifier la constitution du malade. Si une grande valeur curative est attachée à nos bains bromurés dans les cas que je viens de citer, ils ne sont pas moins avantageux aux personnes atteintes d'ulcères atoniques, de dartres sèches ou humides, état consécutif d'une altération générale des humeurs. L'utilité de ce traitement est reconnue dans les empâtements du foie et de la rate, avec obstacle à la circulation veineuse abdominale. En agissant sur les centres nerveux et la moëlle épinière, ces eaux guérissent les pollutions nocturnes, l'incontinence d'urine durant le sommeil, maladie si fréquente chez les enfants, la faiblesse des extrémités inférieures causée par des rhumatismes spino-lombaires, des chutes sur les pieds, ou les excès voluptueux; il en est de même de la chorée et des mouvements convulsifs partiels : des constitutions épuisées ont reconquis la vigueur perdue au milieu de travaux excessifs et des privations. C'est un moyen assuré de guérison contre les rhumatismes chroniques, les névralgies, les digestions difficiles et douloureuses, soit qu'elles tiennent à une énervation de la constitution ou qu'elles dépendent de la leucorrhée, d'un état d'anémie chloratique, affections qui cèdent elles-mêmes à ces puissants agents minéraux, comme on les voit réussir dans la dysménorrhée et la suppression du flux mensuel. L'hypocondrie, qui a ses racines profondes dans une irritabilité vicieuse des centres nerveux du ventre avec stase veineuse au foie, reçoit une très-salutaire influence de l'usage de nos eaux prises en bains, en boisson et sous forme de douches ascendantes ; leur succès se rattache alors à l'activité qu'elles impriment aux fonctions digestives, à la circulation veineuse des viscères que cette médication alcaline facilite en rendant le sang plus fluide. C'est à cette même faculté de fluidifier les liquides épanchés dans les tissus engorgés et d'activer la tonicité des vaisseaux absorbants, que l'on doit attribuer les cures nombreuses obtenues par ces eaux minérales administrées sous forme de bains, de douches et de topique dans les entorses, les tuméfactions des jointures, les demi-ankyloses, suite de luxation ou de fracture au voisinage des articulations. Les succès que procurent chaque jour les préparations iodurées, comme agent anti-vénérien, ceux que M. Ricord a signalés dans le traitement des accidents secondaires et tertiaires de la syphilis avec l'hydro-bromate de potassium, ne laissent aucun doute sur l'efficacité de nos eaux sodo-bromurées. Dans des cas semblables de maladie, l'espoir ne se réalisera-t-il point de détruire chez les jeunes enfants nés de parents phtisiques, le germe fatal de cette maladie qu'on sait dépendre le plus souvent du vice strumeux, en soumettant à l'emploi de nos bains minéraux les jeunes personnes prédisposées à la tuberculisation pulmonaire ; des succès rendus incomplets par l'imprudence des malades, donnent à ces consolantes prévisions un très–haut degré de certitude.

CONTRE-INDICATIONS.

Comme le brôme est un excitant très-énergique de la circulation et de l'activité organique, son emploi est dangereux dans toutes les affections aiguës, celles accompagnées d'un mouvement fébrile et de réaction sanguine : la pléthore, les anévrismes, le crachement de sang, la désorganisation des viscères, un travail de suppuration interne, rendent ce traitement rapidement funeste ; il est également préjudiciable aux constitutions nerveuses, irritables, et à plus forte raison lorsque les téguments sont le siége d'éruptions dartreuses qui rendent la peau très-impressionnable. Dans tous les cas, l'activité de ces eaux sera mise en rapport avec la sensibilité des individus et celle des organes : on doit s'en abstenir à l'époque de la dentition, du flux menstruel et de l'écoulement hémorrhoïdal ; leur usage est nuisible aux personnes qui, après 5 à 6 bains, pâlissent, n'ont plus d'appétit, digèrent mal, éprouvent de la faiblesse, de la courbature et de l'insomnie, tandis qu'on a l'espoir que ces bains seront salutaires lorsque les malades se trouvent dans des conditions de santé entièrement opposées aux précédentes, et qu'à un sentiment de bien–être auquel on n'était pas accoutumé, se joint une vigueur nouvelle, de bonnes digestions, des nuits calmes et réparatrices des forces. Ce traitement est-il suivi sans interruption pendant six semaines à deux mois avec doses progressives, il est à craindre qu'on arrive à la saturation alcaline, qui amènerait pour résultat regrettable la cachéxie séreuse, un état d'anémie, d'inertie des fonctions organiques avec infiltration des extrémités inférieures et bouffissure de la face ; on agirait dans le sens du mal que l'on se propose de combattre. Il est des limites dans cette thérapeutique, qu'il ne faut pas franchir, si l'on veut la rendre efficace et éviter des accidents qui compromettent la santé des malades et la réputation curative des eaux.

PROPHYLAXIE.

Jusqu'à présent nous avons examiné ce traitement au point de vue curatif; il mérite également une étude particulière comme agent préservatif d'une foule d'affections qui flétrissent la vie aux premiers jours de son printemps. Je ne connais pas de moyens plus propres pour lutter contre l'inappétence, les goûts bizarres qui font que les jeunes filles refusent de manger ou préfèrent des fruits acides, des aliments féculents, le laitage, etc. Cette alimentation de mauvaise qualité, non réparatrice, est insuffisante aux besoins de l'organisme qui prend un grand développement à l'époque de la puberté; l'hématose est imparfaite, la jeune fille pâlit, sa constitution se détériore; le caractère devient irritable, inégal, capricieux; c'est alors que les névroses digestives, les palpitations de cœur, les essoufflements au moindre exercice, se déclarent avec le cortége inévitable des pâles couleurs et de l'anémie, les déviations de la colonne vertébrale, le germe des tubercules déposé dans les poumons; tous ces accidents morbides qui ont un si grand retentissement dans la vie, peuvent être conjurés par les bains sodo-bromurés de nos Salines. Cette médication doit être invoquée dans la convalescence des fièvres graves continues et à la suite de toutes les maladies de longue durée, qui, sans offrir de dégénérescence organique, portent une atteinte profonde à la constitution et à l'inervation; c'est un moyen excellent pour restituer les forces et hâter le rétablissement complet de la santé.

TRAITEMENT. — MODE D'ADMINISTRTION DES EAUX MINÉRALES.

Maintenant que nous avons une idée de l'activité curative des eaux-mères de la Saline de Salins et des indications qu'elles peuvent remplir, il ne me reste qu'à faire connaître leur mode d'administration. Les eaux minérales puisées dans les sources et les résidus d'évaporation, sont employées en boisson, sous forme de topiques, de douches et de bains que l'on prend à une température plus ou moins élevée , après avoir préalablement chauffé l'eau des bains; celle de la source n° 2 et de la grotte A. — 4° puits à muire, est conseillée à l'intérieur de préférence aux autres sources, à cause de leur trop haut degré de minéralisation ; on les boit sans trop de répugnance ; la dose se règle selon la suscepbilité des individus, la tolérance des organes digestifs et l'âge des malades; ils en prennent le matin à jeun de 3 à 5 décilitres. Cette eau peut être coupée avec du lait, du petit lait , ou une tisane de chiendent sucrée.

Cette dose est divisée en trois portions égales à une demi-heure de distance ; dans la suite ces proportions s'élèvent de 5 à 10 décilitres lorsque la tolérance est parfaitement établie; les enfants au-dessous de 12 ans en boivent un à deux décilitres en deux fois ; on peut rendre cette eau plus agréable et ajouter à ses propriétés médicales en la chargeant de deux à trois volumes d'acide carbonique. Désire-t-on obtenir chez les adultes un effet purgatif? 8 à 10 décilitres de cette même eau ou de celle de la grotte A. — 5° seront administrés en 3 fois, mais à 1/4 d'heure d'intervalle; il en faut 500 grammes pour composer un lavement purgatif. Le dégoût, la fatigue de l'estomac et la difficulté de préciser les doses font que l'on renonce à prendre les eaux-mères en boisson, malgré la précaution de les gazéifier, après leur avoir fait subir une réduction de moitié, à laquelle l'eau ordinaire est substituée. Je préfère, par les motifs que je viens d'indiquer, le bromure de potassium cristallisé, qu'il est facile d'extraire de nos eaux-mères par les procédés chimiques connus; il est ordonné sous forme de pastilles ou enveloppé dans des capsules gélatineuses qui contiennent 5 à 10 centigrammes de cette substance par chaque pastille; on en prend 8 à 12 par jour; la dose peut être augmentée dans la suite du traitement. Les bains composés avec les eaux de 1° à 4° sont prescrits purs et à des températures variables selon les indications ; en général, je conseille de leur ajouter, en commençant, 15 à 20 litres de résidus liquides des Salines. Lorsqu'on opère ce mélange avec de l'eau ordinaire chauffée, la dose du liquide bromuré doit être un peu plus forte. Ainsi, pour le traitement d'un adulte, 20 litres suffisent, au début. Cette quantité est augmentée tous les cinq jours de cinq litres, de manière à arriver à la fin du traitement à 45 litres. En général, la prudence exige de ne point porter le mélange bromuré au-delà de 30 à 55 litres, quand il s'agit de bains composés avec les eaux faibles des sources, et de 45 litres, lorsque l'eau commune est employée à cet usage. La dose moyenne est de 25 litres pour chaque bain; elle représente 67 grammes 50 centig. de bromure de potassium. Le volume de résidu salin est en rapport avec la progression de l'âge, jusqu'à 15 ans ; on augmente d'un litre pour chaque année. En suivant la méthode graduée que je viens d'indiquer, nous imitons la marche de la nature lorsqu'elle tend à éliminer des humeurs viciées ou à ramener à la santé des organes malades; nous opérons lentement, sans causer de perturbations notables dans le système nerveux et l'exercice des fonctions. La température des bains varie selon le genre de maladie et l'état névropathique des personnes; ils seront rendus gélatineux et chauffés à une température tiède, dans le traitement des dartres avec prurit excessif et sensibilité vive de la peau; une chaleur de 30° R , ne ferait qu'accroître les démangeaisons et raviver l'état inflammatoire des éruptions, ainsi que celle des tissus dénudés. Il convient d'abaisser la température des bains jusqu'à 20 et 18° R , lorsqu'on a à combattre des affections nerveuses avec faiblesse radicale. La durée du temps qu'on reste dans l'eau diminue en proportion de sa réfrigération.

La douche succède aux bains minéraux dans les rhumatismes chroniques, les douleurs sciatiques, les demi-ankyloses, les engorgements blancs articulaires et la faiblesse des membres, etc. Sa durée varie entre 5 et 15 minutes. Les personnes qui portent des dartres sécrétantes, de vastes ulcères, seront purgées deux fois par semaine, en buvant l'eau de la grotte A. — 4°. Cette médication laxative est un moyen d'épuration humorale; elle abrège la durée du traitement, le consolide et obvie aux accidents qui ne manqueraient pas de survenir après une prompte suppression de sécrétions morbides depuis longtemps établies. En général, dans les scrofules, les affections diathésiques, les dartres héréditaires, les affections chroniques, il importe de modifier profondément la constitution des malades qui doivent se résigner d'avance à suivre un traitement longtemps prolongé. La durée de leurs bains sera d'une heure et demie à deux heures, il conviendrait même qu'ils fussent répétés deux fois par jour. Les récidives deviennent à peu près certaines, si, dans ces cas, on néglige de recourir à ce même traitement pendant trois ou quatre années consécutives, et durant la saison convenable. Il est le plus souvent très-avantageux de suivre cette médication pendant l'été; cette observation s'adresse particulièrement aux scrofuleux, aux chlorotiques, et aux personnes atteintes de flueurs blan-ches; car ces affections trouvent déjà, dans une température froide et humide, des éléments susceptibles d'aggraver cet état morbide et d'en augmenter la durée.

On aura la précaution, au milieu d'un traitement prolongé au-delà d'un mois, d'en interrompre le cours pendant 8 à 10 jours, afin d'éviter l'introduction dans les humeurs d'un excès d'éléments alcalins; cette saturation se reconnaît facilement par les papiers réactifs plongés dans les urines des malades et les procédés admis par la science pour apprécier les plus minimes quantités de bromure de potassium que contiennent nos humeurs. Ces moyens d'investigation n'empêchent pas de tenir compte des phénomènes précurseurs de la cachexie al-caline, qu'on reconnaît à une plus grande liquéfaction du sang, à la prédominance séreuse et à la diminution des globules san-guins. Dans un grand nombre de cas, j'ai cru faire une mé-decine prudente et éclairée en associant à nos eaux minérales l'emploi d'agents médicaux tirés de la pharmacie, qui se re-commandent par leur analogie curative avec nos eaux salées, tout en coopérant à leur efficacité comme moyen adjuvant: de ce nombre sont le quinquina, les toniques fixes, l'iode, les sels de fer solubles, la poudre ferrée gazeuse et l'acide carbo-nique auxquels nous fesons concourir la gymnastique, le ré-gime et les soins hygiéniques les plus appropriés. Une autre association non moins importante consiste à ajouter dans les bains composés avec les eaux faibles des sources, outre le résidu bromuré de la Saline, le sulfate de fer ou l'hydro-sulfate de soude que fournissent à bas prix les grandes manufactures de nos produits chimiques. Cette combinaison placera nos eaux alcalines bromurées au rang des sources salino-sulfu-reuses ou ferrugineuses, et leur fera embrasser la spécialité d'action médicale attachée à chacun de ces principes minérali-sateurs; elles pourront d'autant mieux satisfaire à toutes les indications fournies par la science, qu'il sera facile de graduer leur degré de température et les doses des éléments minéraux que le médecin conseillera de faire entrer dans leur composition. Déjà le mélange des eaux-mères avec celle des sources peu minéralisées qui coulent en abondance au milieu de la Saline de notre ville, doit faire rivaliser l'établissement qu'on se propose d'élever dans cette localité', avec ceux également sodo-bromurés qui ont depuis longtemps une réputation justement acquise. Au lieu d'aller au loin et à grands frais demander une guérison à des thermes étrangers, les malades environnés de soins bienveillants, trouveront dans le pays et sans beaucoup de dépense, des eaux salutaires propres à leur restituer la santé, car elles sont douées de propriétés semblables à celles de Bourbonne-les-Bains, Balaruc, Weissbaden, Hombourg, etc. — Ces deux derniers établissements thermaux ne doivent la plus grande partie de l'efficacité curative dont ils jouissent qu'aux eaux-mères liquides ou solidifiées qu'ils font venir des Salines de Creuznach et de Nauheim, placées dans leur voisinage.

Tous les thermes que je viens de citer, de même que nos eaux sodo-bromurées, renferment des éléments minéraux à peu près semblables, d'après les observations de MM. Fontan, Mialhe, Figuier, et celles de M. le professeur Trousseau. (Consignées dans son traité de thérapeutique p. 275—1847.) Ces savants donnent pour type à ces eaux salines, celle de la mer, qui a la plus grande analogie avec la minéralisation des sources salées de Salins.

Je ne puis mieux terminer ce travail que par les tableaux des maladies traitées avec nos eaux salées, à l'hôpital de Salins et dans ma pratique particulière, pendant l'année 1848. Ils résument en peu de mots la nature des affections morbides et permettent de saisir dans un seul coup-d'œil, le résultat numérique des cas de guérison et d'insuccès. Afin d'enlever à ces cadres médico-statistiques tout ce qu'ils peuvent avoir de vague et d'incertain, j'ai eu soin de classer ces maladies par groupes de même nature morbide, en indiquant le nombre des bains, la quantité d'eau-mère employée pour chaque traitement, sa durée, les guérisons et les revers.

Ces tableaux me paraissent exposés en termes assez clairs ; les chiffres ont une expression si précise qu'il est permis d'en tirer toutes les conséquences pratiques que ce travail est dans le cas de suggérer.

	MALADIES.	NOMBRE DE BAINS. Quantité d'Eau-mère pour chaque bain.	GUÉRISONS.	AMÉLIORATIONS.	INSUCCÈS.	DURÉE du traitem.
GROUPE RHUMATISMAL	Songean, 49 ans, département du Doubs. Rhumatisme aponévrotique général. Entrée 1er août 1848, sortie le 14.	8 bains tièdes : 30 litres d'eau-mère dans chaque bain d'une heure.	1.			12 jours
	Devannaud, Pierre-Désiré, 31 ans, voltigeur au 16e léger. Douleurs rhumatismales, vagues, très intenses, causées par le bivouac à la pluie, dans les journées de février. Entrée le 17 mai, sortie le 15 juin.	15 bains chauds de deux heures chaque, minéralisés avec 30 litres d'eau-mère.	2.			22 jours
	Colin, de Salins, 40 ans. Rhumatismes articulaires chroniques. Entrée le 22 mai, sortie le 8 juillet.	39 bains chauds : les 15 premiers à 25 litres, les suivants à 30 et 35 litres.	3.			44 jours
	Etienne-François André, 48 ans (Doubs.) Rhumatisme articulaire des mains et des pieds, ainsi que de l'épaule gauche ; rétraction tendineuse des mains : début en août 1847. Traitement pendant le mois d'août 1848.	25 bains tièdes ; la dose d'eau-mère a été portée progressivement à 45 litres.		1. L'affection rhumatismale a été guérie, mais la rétraction des tendons des mains reata la même.		30 jours
GROUPE SCROFULEUX	Croizat, de Salins, 12 ans. Constitution lymphatique ; engorgement des glandes, du mésentère (carreau). Entrée le 6 juillet, sortie à la fin de septemb.	36 bains tièdes, avec mélange progressif de 20, 25 et 30 litres d'eau-mère.	4. Quand cet enfant est sorti de l'hôpit. sa guéris. était assurée; elle a été rendue complète par l'usage des raisins au moment des vendanges.			45 jours
	B.... d'Arbois, 14 ans. Carie de l'articulation coxo-fémorale du membre droit; infiltration de pus dans les tissus adjacents ; raccourcissement de 5 centimètres, claudication. Entrée le 28 mars, sortie le 1er septembre.	66 bains minéralisés avec le sixième, puis le quart d'eau-mère ; deux fois ils ont été interrompus pendant 8 à 10 jours durant le traitement.	5. Le malade qui était arrivé en voiture à l'hôp. est revenu à pied à Arbois, éloigné de 15 kil. de notre ville. Il a passé encore une saison d'eau min. à Salins, en 1849. Sa guér. est compl. sauf claudication.			80 jours
	P... cordonnier à Salins. Constitution lymphatique : névrose de la partie supérieure et externe du fémur, ulcérations fistuleuses. Entrée le 17 mars, sortie le 1er octobre.	30 bains tièdes de 30 à 35 litres d'eau-mère ; ils ont été interrompus à de certaines distances.	6. La suppuration a été tarie, les plaies fistuleuses furent cicatrisées, peu de claud. Le malade, comme le précédent, est venu à l'hôp. en voiture, il a pu se rendre à son domicile à pied. Récidive de longue durée en 1849.	2. D'après l'état consécutif, ce cas doit être plutôt placé dans la catégorie des améliorations.		35 jours

	MALADIES	NOMBRE DE BAINS Quantité d'Eau-mère pour chaque bain.	GUÉRISONS.	AMÉLIORATIONS.	INSUCCÈS.	DURÉE du traitem.
GROUPE SCROFULEUX	Fille L.... de Salins, 10 ans. Constitution scrofuleuse : gonflement sub-inflammatoire des articulations des phalanges du doigt annulaire de la main droite ; fistules, carie des os carpiens du même côté. Entrée le 16 mai, sortie à la fin de juillet.	52 bains tièdes de 20, 30, 55 litres d'eau-mère, successivement pour chaque bain.		2. Amélioration générale sous le rapport de la constitution de cette jeune fille et de l'état des parties malades.		40 jours
	F.... de Salins, 8 ans. Scrofuleux : ulcère fougueuse au bras droit, carie de l'humérus. Entrée le 18 mai, sortie le 5 juin.	76 bains composés avec 15, 20, 25 litres d'eau-mère.			Point de résultat avantageux marqué.	15 jours
	Annette P.... de Salins, 11 ans. Carie scrofuleuse de l'extrémité inférieure du tibia gauche, conjonctivité chronique, engorgement des glandes lymphatiques autour du col et sous la mâchoire inférieure. Entrée le 17 mai, sortie en Août.	46 bains tièdes do 25, 30, 55, 40 litres d'eau-mère ; deux interruptions.		3. Grande amélioration ; cicatrisation des fistules, diminution du gonflement causé par une ostéite strumeuse. La jeune malade marche sans claudication ; elle est en voie de guérison.		55 jours
	P.... de Salins, 8 ans. Carie scrofuleuse des os du carpe de la main droite, suppuration des glandes cervicales et sous-maxillaires, décollement de la peau de ces régions.	14 b. tièdes : 20 lit. d'eau-mère pour chaque b. On a été obligé de les cesser. La figure devenait pâle, bouffie ; inappétence, dyspepsie, affaiblissem. gén., cachéxie alcaline.			Guérison des glandes, suppuration, insuccés pour les autres lésions ; aggravation de l'état général.	20 jours
GROUPE DARTREUX	Louise B.... de Salins. Eruptions d'acnès disséminés sur la figure, les épaules, le dos ; gastralgie.	Pendant 15 jours, au mois de mai 1848, cette fille a pris, le matin à jeun, un verre d'eau salée Á — 4°.	7. Guér. de l'acnès et de la gastralgie. Il n'y a pas eu de récidive.			15 jours
	Femme R.... de Salins, 52 ans. Dartre pithyriasique aux jarrets, prurit érithème.	12 b. tièdes de 30 à 55 lit. applicat. de compresses imb. d'eau-mère sur les jarrets.	8.			15 jours
	Léonard B...., de Germigney (Jura), 54 ans. Lymphatique, psoriasis guttata, douleurs rhumatismales dans les lombes et les jambes. Entrée le 22 mai, sortie le 22 juin.	25 bains tièdes de 2 heures chaque. 20, 30, 55 litres d'eau-mère par chaque bain.	9. Guérison du psoriasis et des douleurs rhumatismales.			50 jours

TABLEAU MÉDICO-STATISTIQUE des Maladies traitées avec les Eaux sodo-bromurées de la Saline de Salins, à l'hôpital de cette ville, en 1848.

MALADIES.	NOMBRE DE BAINS. Quantité d'Eau-mère pour chaque bain.	GUÉRISONS.	AMÉLIORATION.	INSUCCÈS.	DURÉE du traitem.
ENGORGEMENT VISCÉRAL — Bénétru, fille âgée de 25 ans. Aménorrhée cholorotique, gastralgie. Entrée le 5 juillet, sortie le 20.	12 bains tièdes d'une heure. 25 à 30 litres d'eau-mère par chaque bain.	10 Guérison de la chlorose et des autres affections concomitantes.			50 jours
Aubry (Célestin), 21 ans. Fièvre quotidienne après un bain froid, juin 1847; engorgement de la rate et du foie; périostosite de la partie antérieure du tibia gauche, juin 1848.	18 bains tièdes. 20, 30, 35 et 40 litres d'eau-mère pour chaque bain.	11. La jambe du malade est guérie; il peut marcher, ce qu'il lui était impossible de faire auparavant. Résolution aux 2|3 de l'engorgement du foie et de la rate.			21 jours
HYDARTHROSE — Raison, 50 ans. Hydarthrose tibio-fémorale droite; tuméfaction de cette articulation, suite d'un coup reçu dans cette région il y a 3 ans. Entrée le 1er juin, sortie le 20 juillet.	40 bains tièdes, minéralisés au début avec 25 litres et à la fin avec 45 litres d'eau-mère. Interruption de 5 jours.	12.			50 jours
TUMEURS ECCHIMOTIQ. — Jacquin, de Salins; 20 juillet. Coup de hache en travers et au-dessous du genou gauche, plaie oblique de 8 centimètres, suffusion sanguine qui forme deux vastes tumeurs dures, bosselées, causées par l'épanchement de sang dans le tissu cellulaire de la jambe, station impossible.	Application sur les tumeurs sanguines de compresses imbibées d'eau-mère réduite à moitié de son volume par l'ébullition.	13. Résolution entière de l'épanchement sanguin. Le malade marche aussi facilement qu'avant son accident.			8 jours
18 malades traités à l'hôpital de Salins en 1848, avec les bains sodo-bromurés, l'eau en boisson et en topique.	437 bains.	12 guérisons.	4 améliorations.	2 insuccès.	335 j.

TABLEAU MÉDICO-STATISTIQUE des Malades traités, dans ma pratique particulière, avec l'Eau-mère de la Saline de Salins (Jura). — 1848.

MALADIES.	NOMBRE DES BAINS. Quantité d'Eau-mère pour chaque bain.	GUÉRISONS.	AMÉLIORATIONS.	INSUCCÈS.	DURÉE du traitem.
	Terme moyen				
GROUPE SCROFULEUX — Adénite scrofuleuse, goître ; conjonctivité chronique	16 bains . . . . 25 litres	1			
Carie vertébrale, tubercules pulmonaires.	30 — . . . 25 —		1.		
Goître, lymphatisme.	18 — . . . 25 —	2			
Engorgement des glandes du col ; ophtalmie chronique ; rhumatisme de l'épaule droite. . .	16 — . . . 25 —	3			
GROUPE DARTREUX — Impétigo du nez et des lèvres : blépharite, adénite sous-maxillaire.	15 — . . . 20 —	4			
Impetigo labialis habituel ; lymphatisme.	16 — . . . 20 —	5			
Prurigo.	15 — . . . 20 —	6			
Prurigo-gastralgie.	16 — . . . 50 —	7			
Prurigo-dyspepsie, engorgement du foie.	15 — . . . 20 —	8			
Dartre, mentagre chronique . .	22 — . . . 25 —	9			
Eczema rubrum, impétigineux .	24 — . . . 20 —	10			
GROUPE DES NÉVROSES — Névralgie cruro-sciatique—furoncles.	15 — . . . 25 —	11			
Dysménorrhée—névroses du larynx et de l'estomac. . .	30 — . . . 20 —	12			
Névroses digestives, affection catarrhale.	20 — . . . 20 —	13			
Gastro-entéralgie, état muqueux, névroses de la tête. . . .	20 — . . . 20 —	14			
Myélite rhumatismale . . .	25 — . . . 20 —	15			
GROUPE PHLOGISTIQUE GR. DES NÉVROSES — Myélite chronique rhumatismale, ramollissement, état consécutif.	18 — . . . 40 —		2.		
Dysménorrhée : accidents nerveux et phlogistiques. Siége variable.	21 — . . . 20 —	16			
Hydarthrose lymphatique. . .	15 — . . . 20 —	17			
Arthrite du genou gauche. . .	Traitement topique.	18			
20 malades.	422 bains. Terme moyen : 5 hectolitres 60 litres pour chaque traitement.	18 guérisons.	2 améliorations.	nuls.	480 j.

RÉFLEXIONS

SUR LES RÉSULTATS DIFFÉRENTIELS DU TRAITEMENT.

A l'hôpital de Salins, 18 malades ont été traités, en 1848, au moyen des bains d'eau ordinaire chauffée et minéralisée avec l'eau-mère de la Saline; ils ont eu 437 bains d'une heure et 15 minutes, pendant 555 jours, ce qui donne 27 jours $^5/_{16}$ pour chaque traitement : 12 malades ont été guéris; l'état morbide a été amélioré chez quatre personnes; on a compté deux insuccès. Terme moyen, il entrait 30 litres d'eau-mère dans chaque bain, ou 7 hectolitres pour un traitement. Dans ma pratique particulière, et dans le même espace de temps, j'ai compté 20 malades, 18 guérisons et deux améliorations. Le nombre de bains a été de 422, durant 480 jours. La durée du traitement fut, terme moyen, de 19 jours à peu près; la quantité d'eau-mère pour chaque bain était de 24 litres ou de 5 hectolitres 60 litres pour chaque malade. D'après ce relevé statistique, le nombre des bains, leur degré de minéralisation, la durée du traitement, ont été, dans la pratique privée, d'un tiers en moins qu'à l'hospice de Salins, et les guérisons d'un tiers en plus. Cette différence n'est point exagérée, puisque ce calcul a pour base un chiffre de 18 malades, comparé à 20.

Sous tous les rapports la différence est si grande, qu'elle met dans la nécessité d'en rechercher la cause. A l'hôpital se rendent tous les malades indigents atteints de maladies chroniques, chez lesquels la constitution est détériorée par des vices humoraux héréditaires ou acquis au milieu des privations, de la misère et de l'absence complète de soins hygiéniques. Ces dispositions fâcheuses sont loin d'exister en très-grande partie parmi les bourgeois de la ville et les habitants aisés de la campagne; ils sont en général dans de meilleures conditions de santé et de salubrité, qui les disposent à obtenir le plus grand bienfait des eaux minérales. Aussi, est-ce dans la classe indigente soignée à l'hôpital, que les insuccès et les rechutes se font ordinairement remarquer. Le séjour prolongé à l'hospice, des bains nombreux, avec une plus grande quantité d'eau-mère, sont nécessairement en relation avec la gravité et la chronicité des affections morbides traitées dans cet établissement par de très-habiles médecins qui étudient d'une manière particulière l'emploi thérapeutique de ces eaux bromurées, et où des sœurs hospitalières prodiguent leurs soins aux malades avec un zèle charitable au-dessus de tous les éloges.

De ce parallèle nous tirons un enseignement : c'est qu'il ne faut pas exiger d'un traitement plus qu'il ne peut donner, et qu'on doit arrêter le mal dans son origine, avant que la constitution soit entièrement détériorée.

Si l'on joint à ces deux tableaux médico-statistiques, tous les malades traités depuis cinq ans au moyen de nos eaux minérales et avec un égal succès, tant par mes confrères de Salins que dans ma pratique, quelle masse plus imposante de faits peut être offerte aux méditations du médecin qui cherche à s'environner de toutes les garanties de la science, avant d'adopter dans la pratique une nouvelle médication !

Quoique placés au 1er rang parmi les eaux minérales salines froides, je préviens cependant que nos bains sodo-bromurés ne jouissent pas d'une efficacité si constante qu'elle ne soit parfois en défaut. Si j'avançais le contraire, les quelques cas consignés dans les tableaux statistiques, et d'autres encore, viendraient m'en donner le démenti formel. Néanmoins, dans ma conviction, je maintiens que ces bains alcalins procurent des guérisons en plus grand nombre qu'en suivant tout autre traitement, lorsqu'ils sont conseillés d'après des indications précises. J'ajoute que je les ai vus très-souvent réussir, lorsque les autres médications avaient été sinon funestes, du moins inutiles.

Toutes choses d'ailleurs égales, cet agent curatif exige peu de frais et de temps ; il offre de rares chances de récidive et ne cause pas de dérangements bien marqués dans l'exercice des fonctions.

RÉSUMÉ.

Maintenant, je crois nécessaire de reproduire sous forme de corollaires quelques-unes des idées principales qui résument en partie mon travail sur les propriétés médicales des eaux alcalines de Salins.

1º Les eaux faibles des sources sont employées en bains et en boisson ; dans ces bains, préalablement chauffés, on ajoute le plus souvent de l'eau-mère de la Saline en quantité progressive, de manière à ne point dépasser 30 à 35 litres ; le terme moyen est de 20 litr., et de 25 litr. quand ils sont composés avec ce même résidu bromuré, mêlé à l'eau ordinaire; dans ce cas, la dose peut être portée successivement jusqu'à 45 et 50 litres.

2° La quantité des eaux faibles prise en boisson, est à peu près de 2 à 10 décilitres.

3° En raison de la répugnance que fait éprouver le résidu liquide d'évaporation de la Saline, nous préférons, pour l'usage intérieur, lui substituer le bromûre de potassium enveloppé dans des capsules gélatineuses ou sous forme de pastilles. — Dose, 1 à 2 grammes par jour.

4° C'est ordinairement après 5 à 6 bains minéraux bromurés que leur action bienfaisante ou contraire commence à se faire sentir.

5° Eprouve-t-on un mal de tête, de l'inappétence, des troubles digestifs, un sentiment de faiblesse ou de courbature, après l'emploi des premiers bains, ils doivent être discontinués; il en est de même lorsqu'ils déterminent des symptômes caractéristiques de la diathèse alcaline.

6° Ces bains sont contre-indiqués chez les sujets doués d'un éréthisme nerveux très-grand, ou qui sont placés sous l'empire d'une réaction sanguine, de la pléthore, des affections aiguës et de congestions actives.

7° Ce traitement n'apporte aucune modification favorable aux dégénérescences des tissus organiques, tels que squirrhe, cancer, etc.

8° La durée des bains a été, terme moyen, d'une heure à une heure et demie; on peut les répéter deux fois par jour.

9° Lorsque cette médication doit se prolonger au-delà d'un mois, il convient de l'interrompre durant une semaine, afin d'éviter les accidents provoqués par la saturation alcaline.

10. La guérison des malades a exigé, terme moyen, l'emploi de 20 à 25 bains.

11° Les rechutes ont été rares; on les prévient dans les affections chroniques et constitutionnelles, en conseillant aux malades de se soumettre à ces mêmes agents curatifs pendant 3 à 4 années.

12° Dans plusieurs cas, l'usage en boisson des eaux salines froides, suffit pour guérir; en général il peut être considéré de même que les pastilles bromurées, comme un puissant adjuvant du traitement par les bains minéraux.

13° Il est rare de rencontrer des constitutions réfractaires à leur activité curative.

14° Par l'addition des éléments sulfureux et ferrugineux empruntés aux manufactures des produits chimiques, nos eaux sodo-bromurées réuniront à leurs propriétés médicales celles de la plupart des établissements thermaux de l'Europe.

Nous avons observé que les eaux minérales de Salins augmentent l'activité des vaisseaux absorbants et la fluidité des liquides en circulation; elles favorisent l'absorption intersticielle, fortifient l'action nerveuse affaiblie, et jouissent d'une double activité curative par voie dynamique et comme agent chimico-vital. Il résulte de ces notions physiologico-thérapeutiques et de l'observation des malades soumis à ce traitement, que ces eaux bromurées sont un puissant résolutif des engorgements glandulaires et un moyen très-efficace de guérir les différentes formes morbides propres au vice scrofuleux, ainsi que les affections de la peau et des muqueuses qui se lient à une semblable constitution.

Les faits que j'ai observés sont de nature à placer cet agent curatif comme le plus approprié au traitement des douleurs nerveuses et musculaires ; mais c'est surtout dans les néyroses digestives (gastralgie, dyspepsie, etc.), la chlorose, les flueurs blanches, la suppression du flux mensuel, son écoulement difficile et douloureux, qu'on obtient les plus nombreux succès. L'utilité de cette médication est reconnue quand il s'agit de combattre les dartres sèches et humides, les engorgements viscéraux, les tumeurs blanches des articulations, la carie et les ulcérations lymphatiques.

Nous avons vu quel parti on en peut tirer pour prévenir le développement de certaines maladies et détruire les dispositions morbides héréditaires. Il suffit, pour inspirer confiance dans l'emploi médical de ces eaux salines, d'en connaître le mode d'activité dans ses rapports avec les différentes maladies, de les administrer avec prudence à des sujets chez lesquels on peut rationnellement espérer la guérison ou une amélioration durable.

PROJET D'ÉTABLISSEMENT DE BAINS SODO-BROMURÉS, A SALINS.

Tous ces éléments de succès avaient été appréciés par l'administration municipale de Salins ; et dans la pensée de doter notre ville d'un établissement de bains minéraux, elle avait chargé M. Desfosses, de Besançon, de procéder à une analyse chimique de ces sources salées. Dès que le résultat des opérations fut connu, M. de Grimaldi s'empressa de le faire vérifier par les plus habiles chimistes de Paris, qui signalèrent la quantité de bromure de potassium que nous avons indiquée au tableau des analyses chimiques.

Maintenant que l'efficacité médicale de ces eaux a été sanctionnée par l'expérience, cet habile administrateur a le projet de faire construire, dans l'enceinte de la petite Saline de Salins, un établissement de bains minéraux. Les travaux pour creuser une piscine et élever une buvette, alimentées par les eaux faibles des sources, doivent être incessamment en voie d'exécution ; en même temps on construira un appareil pour administrer la douche et un autre destiné à chauffer les eaux de la piscine, ainsi que celle des bains. Elles viendront de ces mêmes sources faiblement minéralisées, auxquelles on ajoutera un mélange du résidu bromuré des cuites de la Saline. Si le devis actuel des travaux à exécuter n'est pas modifié, 23 cabinets de bains seront mis d'abord à la disposition des malades. Ce nombre s'élèvera à 40, aussitôt que l'affluence des baigneurs en réclamera la nécessité. En face des bains, les malades trouveront une promenade délicieuse dans les allées d'un très-beau jardin distribué avec le goût le plus parfait.

Un gymnase, des salons de lecture et de compagnie, feront partie de cet établissement minéral, qui ne laissera rien à désirer sous le rapport du service et de la direction des soins confiés à un médecin inspecteur ; et afin que les pauvres malades participent aussi au bienfait de ces eaux salutaires, six lits placés dans cet établissement seront donnés aux indigents atteints de maladies susceptibles d'être traitées par nos résidus bromurés ; ils recevront gratuitement et pendant la saison des bains, tous les soins qu'exige leur santé.

. Hommage de reconnaissance à M. de Grimaldi! Il a su faire servir, avec autant de talent que de générosité, la fortune dont il dispose et le trésor inépuisable de nos sources minérales, à la guérison des malades et à la prospérité du pays.

TABLE DES MATIÈRES.

Avant-propos. . . . . Page 2

Coupe du ruz de soulèvement dans lequel se trouve
situé Salins ; — Poussée centrale produite par l'expansion des gaz souterrains ; — Elévation au des-
sus de la Méditerrannée ; — Espace compris entre les
forts Belin et St-André ; — Puissance des différentes formations géologiques qui composent la gorge salinoise.

Aperçu hydro-géologique. 3

Aperçu historique. 4

Coup-d'œil topographique sur la gorge et la ville de
Salins. 7

Salines. — Fabrication du sel. — Produits. . . . 8

Propriétés physiques des eaux minérales de Salins. . 9

Analyse chimique de M. Desfosses, de Besançon. . . 10

Tableau relatif à l'analyse des sources salées. . . . 11

Effet des eaux alcalines dans l'état de santé. — Action
topique. — Usage interne du bromure. 12

Mode d'activité médicale. 13

Propriétés médicales. — Indications. 14

Contre-indications 16

Prophylaxie, ou considérations sur les moyens de prévenir le développement ou le retour de certaines
maladies chez les personnes douées de prédisposi-
tions morbides. 17

Traitement. — Mode d'administration des eaux minérales. 17

Parallèle de ces eaux sodo-bromurées avec celles des
thermes alcalins qui jouissent de la plus grande réputation curative. 21

Tableaux médico-statistique des malades soignés avec
les eaux alcalines de Salins, à l'hôpital de cette ville,
dans la pratique particulière, en 1848. 22

Réflexions sur les résultats différentiels du traitement
dans ces deux séries de malades. 30

Résumé. 31

Projet d'un établissement de bains sodo-bromurés à
Salins. 35

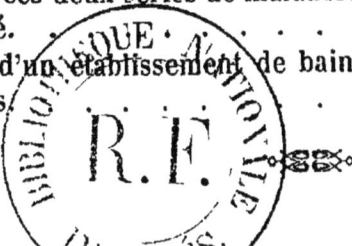

www.ingramcontent.com/pod-product-compliance
Lightning Source LLC
Chambersburg PA
CBHW060505210326
41520CB00015B/4104